NOTE

SUR UNE

EXSTROPHIE DE LA VESSIE

AUTOPLASTIE

POUR MASQUER LA DIFFORMITÉ ET CRÉER UN RÉSERVOIR CAPABLE DE RETENIR L'URINE PENDANT UN CERTAIN TEMPS

INSUCCÈS

Établissement définitif d'un canal cutané propre à maintenir en place un réservoir en caoutchouc vulcanisé.

PAR

LE DOCTEUR JULES ROUX,

Chirurgien [illegible] de la marine à Toulon, membre correspondant de l'Académie impériale de médecine, etc.

Publications de **L'UNION MÉDICALE**, Année 1853.

PARIS,

TYPOGRAPHIE FÉLIX MALTESTE ET Ce,

Rue des Deux-Portes-Saint-Sauveur, 22.

1853

EXSTROPHIE DE LA VESSIE.

Les cas d'exstrophie de la vessie sont nombreux : Percy, dans sa pratique, en a rencontré vingt ; dans un rapport fait à l'Académie de médecine en 1833, M. Velpeau en a indiqué plus de cent, et il ajoute que les mémoires de Bonn, Meckel, Desgranges, de M. Quatrefages prouvent qu'il n'était déjà plus possible de les compter vers la fin du siècle dernier. M. le docteur Jamain, dans sa thèse inaugurale soutenue à Paris en 1845, en a rapporté plusieurs observations qu'on pourrait encore multiplier en réunissant toutes celles qu'a enregistrées la presse médicale. Mais jusqu'à présent, la science s'est bornée à constater les faits anatomiques, physiologiques, les caractères tératologiques de cette difformité et à constater son incurabilité.

En livrant à la presse scientifique le travail qu'on va lire, je n'ai pas l'intention d'ajouter un fait nouveau d'*inversion* de la vessie aux nombreux faits déjà publiés, mais bien de faire connaître la voie nouvelle dans laquelle je suis entré pour remédier à cette infirmité dégoûtante, qui place pour ainsi dire en dehors de la société, l'homme qui en est atteint, par suite de l'insupportable odeur d'urine qu'il exhale sans cess

Dans ce mémoire, accompagné de planches intercalées dans le texte, je ferai connaître successivement :

1o L'anatomie physiologique et chirurgicale du cas d'exstrophie de la vessie que j'avais sous les yeux;

2o Les divers plans d'opération que j'avais conçus;

3o L'opération que j'ai pratiquée;

4o Enfin les résultats que j'ai obtenus.

Le condamné Méry, Vincent, âgé de 27 ans, d'un tempérament lymphatique, d'une bonne constitution et jouissant d'assez d'embonpoint, était arrivé au bagne de Toulon au mois de décembre 1851. Peu de jours après il fut envoyé à l'hôpital, dans le service des blessés, à cause de la difformité congéniale dont il était affecté.

Méry présentait une exstrophie de la vessie, ainsi caractérisée : sur la ligne médiane de l'abdomen et à 2 centimètres environ au dessus du pubis, est une tumeur oblongue, lisse, d'un rouge vif, parfois recouverte en partie de mucosité blanchâtre; de 66 milimètres dans son diamètre transversal et de 33 dans le vertical. Elle est peu sensible au toucher, rénitente, nedisparaissant paspar la pression, saignant au moindre contact, et présente vers son tiers inférieur deux mamelons distans de 28 millimètres, par le sommet desquel l'urine s'échappe au dehors. Cette tumeur plus saillante dans la station verticale que dans l'horizontale est fixée à la peau des parties voisines, par l'intermédiaire d'une sorte de tissu cicatriciel d'une sensibilité obscure, moins souple, plus blanc, plus adhérent que la peau qui l'environne; sur son bord supérieur, il n'y a pas le plus léger rudiment de l'ombilic qu'on cherche vainement aussi sur les autres points de l'abdomen.

Au-dessous de la tumeur et à 2 centimètres environ se trouve la verge, petite, fendue sur sa face dorsale, de sorte que le gland est bilobé, et qu'il ne reste du canal de l'urètre que la paroi inférieure où l'on observe en arrière, un vérumontanum peu saillant, sur les côtés duquel sont divers pertuis, dont deux symétriquement placés, sont les ouvertures des canaux éjaculateurs; les autres, moins distincts et par lesquels le malade n'a pas vu sortir un fluide aussi caractéristique que par les premiers, sont probablement des canaux prostatiques. Sous la face inférieure du gland est une portion de prépuce très ample et un frein assez épais.

Le scrotum a de grandes dimensions. Dans le sens vertical, de la racine de la verge à l'anus, il a 13 centimètres environ; 22 centimètres dans le sens transversal mesuré au-dessous de la verge : la peau qui le recouvre est épaisse, rosée, sans ulcérations, et comme habituée au contact de l'urine. D'ailleurs le scrotum se prolonge vers les aines, en formant dans le pli inguinal de chaque côté une gouttière prononcée, continue à un petit entonnoir médian que l'on remarque entre la tumeur vésicale et la racine de la verge.

Le périnée est effacé; l'anus ouvert immédiatement audessous des bourses est situé plus en avant qu'à l'ordinaire et a subi le déplacement en haut imprimé à tout l'appareil génito-urinaire. Le rectum est très dilaté et tellement relâché, qu'il y a procidence de cet intestin, toutes les fois que le malade vient à la selle.

La rainure interfessière est très profonde. Les os pubis sont écartés l'un de l'autre de 80 millimètres environ; la verge répond au niveau et même un peu au-dessus de cet écartement; les épines iliaques antéro-supérieures sont distantes de 35 centimètres.

La peau qui entoure les organes génito-urinaires est partout molle, élastique, facile à soulever en plis étendus ; elle n'est nulle part excoriée ; cependant dans l'entonnoir dont j'ai parlé, elle est légèrement rouge et pointillée.

Les urines sortent par les deux mamelons au sommet desquels s'ouvrent les uretères ; elles coulent presque continuellement goutte à goutte, mais quelquefois s'échappent en jet prononcé, et sont plus abondantes quand Méry est agité par quelque émotion. Elles se répandent sur des points divers de la peau, selon les attitudes du malade. Est-il sur le dos? elles remplissent l'infundibulum pénio-vésical et fuient par les gouttières que j'ai dit exister sur les aines ; elles suivent au contraire l'une ou l'autre gouttière, selon que le décubitus a lieu sur le côté droit ou sur le côté gauche. Dans la station verticale, elles tombent sur les côtés de la verge et baignent le scrotum et les cuisses ; aussi le malade n'a-t-il jamais porté que des pantalons largement ouverts et une blouse. Les urines sont limpides, peu ammoniacales, laissent déposer souvent un sédiment blanchâtre, et sont d'autant plus abondantes et moins irritantes que plus de boissons aqueuses ont été absorbées.

Si de l'examen anatomique des parties externes, nous passons à celui des organes internes, nous verrons que le doigt indicateur introduit dans l'anus, dépasse en haut la tumeur vésicale et permet de reconnaître qu'elle ne doit pas sa convexité et sa rénitence à des anses intestinales, qui la distendraient, et de constater que le rectum fortement dilaté a, avec elle, les rapports normaux.

D'un autre côté, le cathétérisme des uretères que j'ai plusieurs fois pratiqué sans inconvénient et même sans douleur aucune, m'a fait reconnaître que ces canaux s'enfonçaient dans le petit bassin et longeaient les faces latérales du rectum, auxquelles ils sont juxtà-posés et formaient une anse à concavité supérieure; d'où il résulte que, chez le sujet de cette observation, les uretères doivent avoir plus d'étendue que dans l'état normal, ou bien que les reins sont abaissés.

Les testicules, volumineux, oblongs et rénitens, sont renfermés dans le scrotum. Les tuniques vaginales sont le siége d'une double hydrocèle, et paraissent ne pas contenir de hernie.

Des idées lascives, des attouchemens sur la verge et le gland provoquent l'émission du sperme. L'érection n'est jamais qu'incomplète; Méry n'a jamais vu de femmes; sa voix est douce, sa barbe fine et peu fournie.

J'ai dit déjà que l'excrétion des matières fécales s'accompagne toujours de la chute prononcée du rectum.

La nutrition parfaite est l'indice de l'état normal de toutes les autres fonctions. L'écartement du pubis et, secondairement des cavités cotyloïdes, a dû faire pressentir les modifications apportées à la marche par ce vice de conformation.

La planche Ire est la représentation fidèle du vice congénial observé chez Méry.

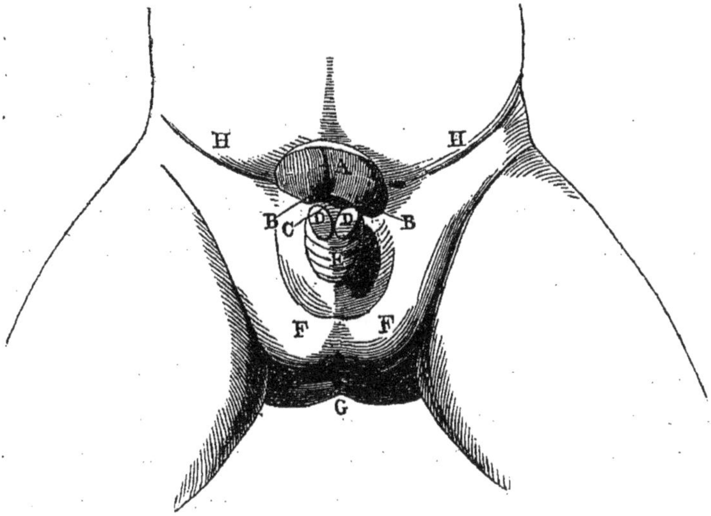

A. Tumeur vésicale. — *BB*. Orifices des deux uretères. — *C*. Gouttière urétrale. — *DD*. Gland divisé par la gouttière urétrale. — *E*. Prépuce. — *FF*. Scrotum. — *G*. Anus. — *HH*. Gouttières inguinales.

Que faire contre une telle difformité ? Quelques efforts ont été tentés pour y apporter des modifications. Pipelet, Breschet, Jurine, ont essayé de remplacer la vessie par un réservoir artificiel. Dubois et Dupuytren ont eu l'idée de protéger la tumeur avec une plaque concave et de rapprocher les pubis au moyen d'un bandage. M. Gerdy a imaginé « d'aviver, dans » certains cas, les bords de la plaie et de les réunir au moyen » d'une suture enchevillée jusqu'au pubis, et dans d'autres où » la tumeur serait trop considérable, après avoir refoulé celle- » ci du côté de l'abdomen, de l'extérieur à l'intérieur, d'en » disséquer la peau et d'en réunir les bords au moyen de la

» suture enchevillée, puis de développer peu à peu la cavité » de la vessie au moyen d'une vessie artificielle, introduite » vide dans le sein de la vessie naturelle, pour dilater, peu à » peu, après la réunion obtenue, la vessie malade au moyen » de la vessie artificielle que l'on insufflerait; d'obtenir, enfin, » la fermeture de l'urètre suspénien en avivant les bords laté- » raux et en les réunissant sur une sonde au moyen de la » suture enchevillée. » (Jamain, thèse pour le doctorat. Paris, 1845, page 31.)

Toutes ces idées théoriques sont restées sans application pratique, à l'exception de la cuvette en argent de Jurine, dont André Bonn aurait obtenu quelques résultats, ou de la boîte métallique dont parle Boyer. M. Gerdy lui-même a renoncé à ses conceptions premières sur l'unique malade qu'il a voulu opérer et sur lequel, après avoir tenté inutilement de refouler en dedans les uretères, il avait l'intention de créer, pour l'urine, une espèce de vessie factice moitié organique et moitié métallique; mais ayant préalablement excisé quelques millimètres de l'extrémité saillante de l'uretère gauche, il a eu le malheur de perdre son malade de péritonite, d'inflammation suppurative du rein et de l'urètre du même côté. (Jamain, thèse citée.)

Tel est, sur ce point, l'état peu avancé de la science, car je ne sache pas qu'on ait entrepris autre chose pour l'exstrophie de la vessie; or, il m'a semblé que la chirurgie pouvait davantage, et l'étude attentive de la difformité de Méry m'a fait penser qu'il serait possible d'atteindre, par une seule opération, les résultats suivans :

Masquer la difformité;

Créer une route régulière à l'urine, la retenir dans un réservoir, et en rendre l'émission volontaire;

Guérir les hydrocèles et remédier à la chute du rectum.

Pour obtenir ces résultats difficiles, et que des chirurgiens continueront peut-être à regarder comme impossibles, j'avais conçu trois plans différens, ou, si on l'aime mieux, trois ordres d'opérations :

1o Ouvrir les uretères dans le rectum, et cacher la tumeur sous un lambeau cutané ;

2o Former, à l'aide d'un lambeau de peau suffisant, une vessie extérieure s'ouvrant dans un canal muni d'un constricteur mécanique ;

3o Établir un canal cutané propre à maintenir sous la tumeur vésicale un appareil capable de la protéger, de recevoir les urines et de permettre de les émettre à volonté.

1o Pour ouvrir les uretères dans le rectum, dériver les urines, et transformer ainsi cet intestin en cloaque, on pouvait recourir à des opérations diverses, dont voici l'idée générale :

Séparer les uretères de la tumeur vésicale et les suspendre dans le rectum à travers une ouverture pratiquée à cet intestin.

Faire communiquer avec le rectum les portions des uretères en rapport avec lui, en divisant, dans une étendue convenable, les parties contiguës. Cette division pourrait se faire, soit avec un trocart introduit d'un uretère dans le rectum, soit avec un bistouri pénétrant par le rectum dans l'uretère, et reçu là sur une sonde à cannelure profonde, soit avec un emporte-pièce tranchant, construit sur le principe de l'entérotôme de Dupuytren, et dont les branches, introduites l'une dans le rectum et l'autre dans un uretère, se rencontreraient dans le point choisi par l'opérateur, soit à l'aide d'une anse de fil métallique, qui, traversant à la fois les deux uretères et le rectum, serait tordue en avant du pubis sur un chevalet solide, soit enfin avec une pince porte-caustique, ressemblant à l'emporte-pièce dont j'ai parlé plus haut, mais produisant dans les canaux contigus une escarre étendue, dont la chute produirait la communication désirée. Notons bien que l'emploi du caustique pourrait aussi suivre l'usage du bistouri ou du trocart.

Par ces opérations diverses, faites en un ou deux temps sur sur un seul uretère, ou sur les deux à la fois, serait créée une vaste communication entre les uretères et le rectum, ainsi devenu le réservoir de l'urine. On couvrirait ensuite la tumeur vésicale, dont, au besoin, la muqueuse aurait été enlevée, avec des lambeaux de peau pris sur l'abdomen ou le scrotum.

Les rapports anatomiques intimes des uretères et du rectum; quelques cas d'uretères ouverts congénitalement dans cet intestin; les observations assez nombreuses des hommes qui, après les opérations de la taille recto-vésicale de Sanson, ont conservé des fistules urinaires et la faculté de retenir dans une sorte de cloaque, ce liquide qu'ils excrétaient en allant un peu plus souvent à la garde-robe, m'avaient suggéré l'idée de cette opération, dont j'avais certainement calculé les difficultés et mesuré tous les dangers. Mais les rapports encore mal déterminés du péritoine avec le rectum et les débris de la vessie; la situation incertaine, sur ce sujet, des vésicules séminales; la chute habituelle du rectum trahissant la faible énergie du sphincter; et enfin le résultat malheureux de la simple excision de l'uretère faite par M. Gerdy, m'éloignèrent, cette fois, de l'idée de cette opération et me firent diriger ailleurs mes recherches.

2o Dans un second ordre d'idées, je conçus la possibilité de créer, à l'aide d'un lambeau cutané, une vessie extérieure continue à la gouttière urétrale; de transformer cette gouttière en un canal que fermerait et ouvrirait un constricteur élastique, de sorte que le réservoir de nouvelle formation pourrait se remplir et se vider à volonté.

Chez Méry, le scrotum épais et très étendu, la situation de la tumeur vésicale immédiatement audessus du pubis, me décidèrent à rabattre audessus d'elle la peau des bourses convenablement disséquée, à fixer ce lambeau dans une incision demi-circulaire pratiquée aux tégumens de l'abdomen et à faire sortir au bas de cette poche vésicale la verge et la gouttière urétrale par laquelle l'urine s'écoulerait au dehors.

Mais il fallait vaincre trois difficultés relatives au lambeau, à l'urine et à l'inflammation consécutive.

Le *lambeau* taillé en un seul temps ne pouvait être pris aux dépens de la peau du scrotum, qu'en recourant à une méthode nouvelle d'autoplastie, dans laquelle la surface épidermique formerait l'intérieur de la cavité et la surface saignante l'extérieur; celle-ci devant former un tissu cicatriciel, dans la partie de son étendue qui ne servirait pas à adhérer à l'incision abdominale. Ce lambeau, pris sur le scrotum et formé aux dépens de la peau et du dartos, pouvait être assez étendu et assez épais; mais disséqué de bas en haut, il perdait de précieux moyens de nutrition, qui lui venaient des artères qui le sillonnent dans cette direction, et bien qu'il eût une base de 20 centimètres, il pouvait rester quelques appréhensions sur sa vitalité ultérieure. Cette circonstance majeure me conduisit à laisser sur chaque aine, audessous de l'incision abdominale, une languette de tégumens de 3 centimètres d'étendue, communiquant largement avec la base du lambeau, et à renvoyer à un second temps de l'opération l'incision de cette base qui devait permettre de faire saillir la verge au dehors.

D'un autre côté la circonférence de ce vaste lambeau devait être reçue dans une incision demi-circulaire pratiquée sur l'abdomen à 2 centimètres environ audessus de la tumeur vésicale. Cette circonférence seule devait donc s'agglutiner avec les parois abdominales; mais pour que cette réunion capitale répondît aux espérances de l'opérateur, il fallait augmenter les surfaces de contact. Pour cela, la circonférence saignante du lambeau, repliée sur la face épidermique, devait être enchâssée dans la plaie abdominale, dont la lèvre supérieure, disséquée de manière à constituer un lambeau, s'avancerait encore, par glissement, sur la face saignante du lambeau scrotal. Ces deux lambeaux devaient être maintenus dans les rapports indiqués par sept points de suture enchevillée.

Pour empêcher l'*urine* de tomber sur les plaies, de les frapper de mortification, et de s'opposer ainsi à leur agglutination, il fallait en assurer l'écoulement facile loin des surfaces saignantes, et dans une direction déterminée. Or, nous avions remarqué que, lorsque le malade était couché sur le côté droit, les urines suivaient invariablement la gouttière inguinale du même côté, et se rendaient aisément, par cette voie, dans un vase destiné à les recevoir. Ce cours régulier des urines se conciliait avec le plan de l'opération, puisque, pour le moment, nous ne devions pas toucher à la peau de la gouttière inguinale droite, sur laquelle le lambeau scrotal devait être jeté comme un pont.

Mais en supposant la réunion des lambeaux solidement établie, et la poche urinaire définitivement formée, tout n'était pas encore dit à l'égard de ce liquide essentiellement irritant, car on ne manquera pas d'objecter que l'urine, partout en contact avec une poche cutanée, doit inévitablement l'enflammer, l'excorier, l'ulcérer même, et causer d'intolérables douleurs. Mais ces craintes, si fondées en principe, ne s'évanouissent-elles pas, en réfléchissant à la composition de la poche elle-même? Elle est formée, *en arrière*, par la muqueuse de la vessie exstrophiée et la peau cicatricielle qui unit la vessie aux parois abdominales; *en avant*, *en haut*, et sur *les côtés*, par un lambeau cutané qui, par le fait de sa vaste dissection, aura perdu toute sensibilité tactile animale; et *en bas* enfin par l'infundibulum pénio-vésical et la muqueuse de la gouttière urétrale, depuis longtemps habitués au contact de l'urine. Enfin, si malgré l'analyse que je viens de faire, il arrivait que la poche formée ne pût contenir l'urine, même une demi-heure ou une heure, elle aurait encore l'incontestable avantage de masquer la tumeur, de la protéger contre les frottemens incessans des vêtemens et de diriger, par la gouttière urétrale, les urines dans un urinal suspendu à la verge.

D'un autre côté, de vastes surfaces mises à découvert devaient être prises aussi en considération à cause *de l'Inflammation*, des réactions fébriles et des suppurations abondantes qu'elles pouvaient provoquer. Mais ce n'était pas là un motif suffisant de s'abstenir, car le traumatisme ne devait porter ici que sur des parties extérieures : la pathologie n'a-t-elle pas souvent montré que les testicules dépouillés de leurs enveloppes extérieures, sont le siége d'une prompte et facile cicatrisation? Ne sait-on pas que le traumatisme des surfaces saignantes d'un vaste lambeau maintenu détaché ne réagit pas sur l'organisme, comme celui de surfaces saignantes égales qui auraient conservé tous leurs rapports normaux avec les tissus qui les environnent?

Dans un second temps de l'opération il faudrait démasquer la verge en l'attirant au dehors par une incision transversale faite à la partie inférieure et médiane du lambeau, sous le gland, et en divisant le frein. Alors le prépuce d'inférieur deviendrait supérieur et convertirait en canal la gouttière urétrale; canal par lequel l'urine coulant au dehors par la voie la plus déclive permettrait de fermer les gouttières inguinales, si déjà la gauche n'était oblitérée par suite de la dénudation du derme qu'on aurait pratiquée le jour même de l'opération, à l'aide de l'ammoniaque concentrée.

L'examen que je viens de faire de l'opération que je méditais, celui des difficultés qui lui étaient inhérentes, ne purent m'empêcher de la pratiquer et d'entrevoir comme résultat final :

1o La formation d'une poche pubio-abdominale, plus étendue transversalement et inférieurement que dans le sens vertical; poche masquant la tumeur et susceptible de contenir l'urine pendant un temps plus ou moins long, recouverte en avant d'un tissu cicatriciel, et en dedans, d'un épiderme modifié par le contact de l'urine et plus ou moins transformé, ultérieurement, en membrane muqueuse;

2o L'établissement d'un canal médian à la partie inférieure de ce réservoir, aux dépens de la verge et de la gouttière urétrale, canal par où s'échapperait l'urine et dont l'ouverture pourrait être fermée à l'aide d'un bracelet élastique en caoutchouc;

3o Enfin, la guérison des hydrocèles par l'irritation et la suppuration de leurs enveloppes extérieures, et celle de la chute du rectum par l'incision du sphincter externe.

Le 5 janvier 1852, je procédai à l'opération de la manière suivante :

Le malade, couché sur le dos et le bassin relevé, fut plongé dans l'éthérisme à l'aide du chloroforme versé dans mon *sac à éthérisation*. Une incision demi-circulaire à concavité supérieure, intéressant la peau, le dartos et le sphincter externe, fut pratiquée sur les bourses, de manière à les comprendre en totalité. Cette incision, commencée immédiatement au-dessous de la gouttière inguinale gauche, à deux centimètres environ du pli de la cuisse, fut dirigée directement en bas, puis ramenée à un centimètre au-devant de l'anus, et vint finir, en remontant, au-dessous de la gouttière inguinale droite, au niveau de l'implantation du pénis. Le vaste lambeau qui en résulta fut rapidement disséqué, de bas en haut, jusqu'au-dessous de la verge; il était épais, sensiblement rétracté, mais très extensible : la cloison du dartros fut coupée, son artère liée ainsi que deux honteuses externes. Je fis alors à l'abdomen, à deux centimètres au dessus de la tumeur vésicale, une incision demi-circulaire à concavité inférieure, commençant au dessus de la gouttière inguinale gauche, se terminant au-dessus de la droite, et laissant ainsi intacte la peau de ces deux gouttières. Je disséquai en forme de lambeau, dans une étendue assez grande, la lèvre supérieure de cette incision, qui avait compris la peau et les deux tiers du fascia superficialis; il n'y eut pas de vaisseau à lier. Pendant ce temps, l'urine était reçue dans des éponges. Alors le malade fut incliné sur le côté droit, et quand la plaie eut été abstergée et que les urines eurent pris leurs cours dans la gouttière inguinale droite, le lambeau scrotal fut rabattu de bas en haut, la face épidermique contre la verge et la vessie, la face saignante en avant. Sept points de suture enchevillée fixèrent, dans la plaie abdominale, la circonférence saignante de ce lambeau. Cette circonférence saignante, renversée en bourrelet, était donc, partout, en contact avec la plaie, dont la lèvre supérieure, disséquée de manière à former un lambeau abdominal, était en même temps attirée sur le lambeau scrotal lui-même. Enfin, pour préparer par un avivement superficiel l'adhésion de la peau laissée intacte de la gouttière inguinale gauche, avec la portion épidermique correspondante du lambeau scrotal, un pinceau trempé dans l'ammoniaque concentrée fut, à plusieurs reprises, promené sur les parties en regard.

La planche IIme servira, mieux que la description peut-être, à faire apprécier l'ensemble et les détails de l'opération.

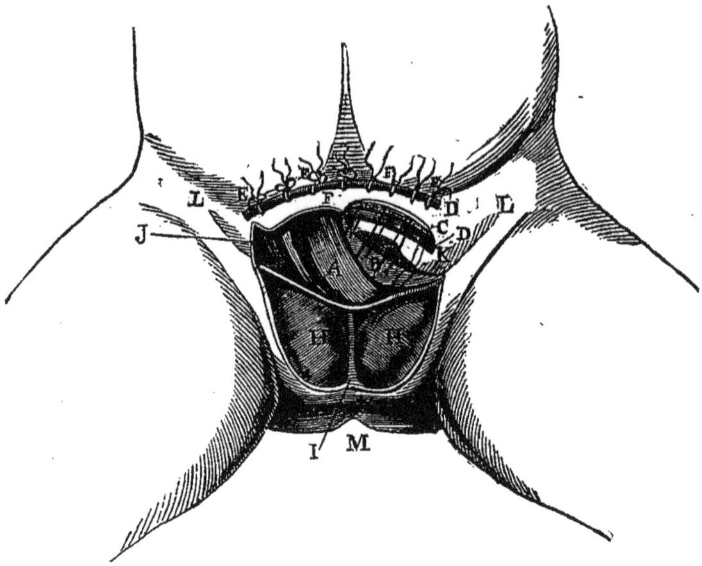

A. Face saignante du lambeau pris sur le scrotum et renversé sur l'abdomen.

B. Face cutanée du lambeau.

C Incision courbe pratiquée sur la peau de l'abdomen.

DD. Deux fragmens de sonde en gomme élastique pour la suture enchevillée.

EEEE. Points de suture enchevillée fixant dans l'incision abdominale la circonférence saignante du lambeau.

F. Lèvre supérieure de l'incision abdominale étendue sur la face saignante du lambeau.

G. Partie de la vessie que va recouvrir la face *B* du lambeau.

HH. Testicules recouverts de leurs enveloppes profondes distendues par deux hydrocèles.

I. Cloison du dartos.

J. Portion du lambeau passant sur la gouttière inguinale droite et formant le canal temporaire par où l'urine doit s'écouler.

K. Origine de la gouttière inguinale gauche avivée par l'ammoniaque concentrée.

LL. Gouttières inguinales.

M. Anus.

Les vastes surfaces traumatiques restant à découvert et composées des deux tiers environ de la surface saignante du lambeau scrotal, des enveloppes profondes des testicules distendues par de la sérosité, et des autres points attaqués par le bistouri, furent couvertes de linge cératé, de compresses fines placées de manière à ne pas être imbibées par l'urine, dont l'écoulement était régulier. Le malade dut rester la tête et les cuisses fléchies vers l'abdomen.

Cette opération dura à peu près une heure, pendant laquelle le malade resta dans l'éthérisme porté jusqu'à l'insensibilité la plus complète et la résolution musculaire absolue, à l'aide d'interruptions fréquentes et méthodiques dans l'inhalation du chloroforme. Elle fut bien supportée et fit perdre peu de sang. La plaie fut ensuite, pendant une heure, le siége d'une cuisson supportable; le malade dormit. Les urines s'écoulèrent bien par le canal provisoire qui leur avait été tracé; la journée fut bonne et la nuit satisfaisante.

Le lendemain, 6 janvier, faible hémorrhagie veineuse par le lambeau, dont la face saignante est chaude; pas de douleur dans les plaies; les urines coulent facilement; dans le milieu de la journée, fièvre légère, qui dure toute la nuit. (Diète, limonade citrique.)

Le 7, pas de fièvre; les surfaces traumatiques sont recouvertes d'une pseudo-membrane; la suppuration commence à s'établir; fétidité de la plaie, sans odeur de gangrène. Les urines s'écoulent bien. (Bouillon, limonade citrique.)

Le 8, la plaie de l'abdomen est un peu rouge et tuméfiée dans le voisinage des points de suture. Pas de selles depuis le purgatif donné l'avant-veille de l'opération. Un peu de fièvre; nausées sans vomissemens; sommeil la nuit. (Bouillon, limonade citrique, cataplasme sur l'abdomen ; injection d'eau tiède pour enlever les mucosités vésicales.)

Le 9, découragement; pas de fièvre ; moins de rougeur au voisinage des sutures ; les surfaces testiculaires et les deux tiers inférieurs du lambeau sont rouges ; le tiers supérieur est noirâtre, gangrené sans commencement d'élimination. Les sutures sont enlevées ; pas de selles.

Le 10, sommeil, pas de fièvre; la partie sphacélée du lambeau se prolonge davantage; une selle *sans chute du rectum.* (Soupe, café au lait, limonade citrique.)

Le 11, le sphacèle est limité ; il occupe toute la circonférence du lambeau, le sixième gauche excepté, où l'on observe quelques filamens vasculaires. L'état général est satisfaisant.

Les jours suivans, la partie du lambeau frappée de gangrène se détache et les plaies se couvrent partout de bourgeons charnus. J'essayai alors une réunion secondaire à l'aide de sutures nouvelles et de bandelettes de collodion ; des ponts vasculaires se formèrent sur quelques points, mais ils n'acquirent pas assez de consistance pour résister à l'action retractile du lambeau scrotal, qui n'avait plus conservé que des dimensions à peine suffisantes. Cependant les hydrocèles avaient disparu et la cicatrisation était presque complète au-dessous de la verge, par la production d'un large tissu inodulaire ; la chute du rectum n'arrivait plus qu'à de rares intervalles, et la plaie de l'abdomen était en voie de cicatrisation.

3° Le moment était venu de chercher à retirer quelque chose du naufrage de cette opération, en réalisant ce que j'avais depuis longtemps conçu dans un troisième ordre d'idées. *Établir un canal cutané propre à maintenir, sous la tumeur vésicale, un appareil capable de la protéger, de recevoir les urines et de permettre de les émettre à volonté au dehors.*

Dans ce but, je fis à la base du lambeau scrotal une incision transversale, au point où le prépuce s'unit au gland et, divisant le frein et la peau fine qui l'avoisine, j'attirai la verge par cette boutonnière. Le prépuce, d'inférieur qu'il était, devint supérieur, et à l'aide d'une dissection convenable sur les côtés de la verge, il forma la partie supérieure d'un canal dont la gouttière urétrale constituait la partie inférieure. Je laissai alors les restes du lambeau scrotal, ramené sur la gouttière urétrale, se doubler en se recoquillant sur sa face saignante. Cette opération, simple et facile, ne fut accompagnée que d'une faible souffrance, car je m'étais, depuis longtemps, assuré que presque tout ce qui restait du lambeau plein de vie végétative, avait perdu toute sensibibilité tactile, et toute faculté de ressentir la douleur.

J'ai ainsi formé un canal permanent à parois épaisses, composé en bas de la gouttière urétrale, en haut du prépuce et du lambeau recoquillé.

La planche IIIme, dessinée dix-huit mois après l'opération, représente le résultat obtenu.

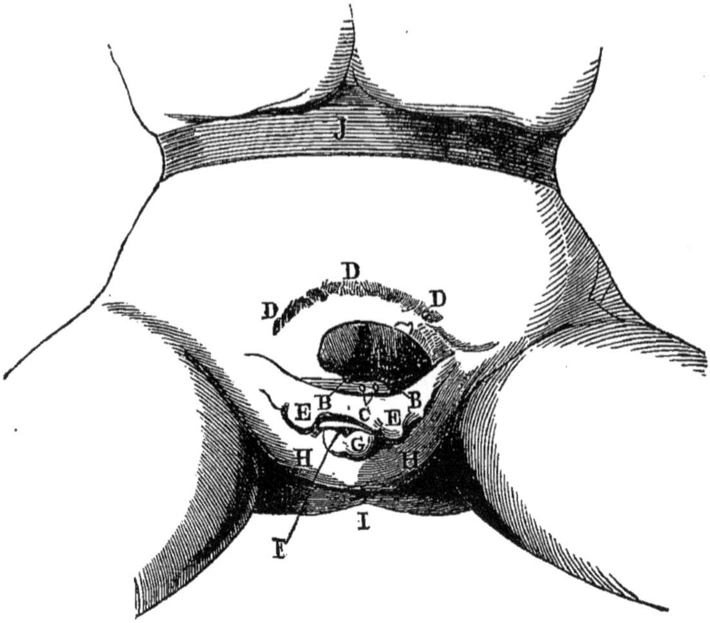

A. Tumeur vésicale.
BB. Orifices des deux uretères.
C. Orifices des canaux éjaculateurs s'ouvrant à l'origine de la gouttière urétrale.
DDD. Cicatrice de l'incision faite à l'abdomen.
EE. Vestiges du lambeau pris sur le scrotum.
F. Incision faite à la base de ce lambeau pour laisser passer la verge.
G. Gland au-dessus duquel est un canal formé par la gouttière urétrale, le prépuce et le lambeau.
HH. Peau du scrotum formée par le tissu inodulaire.
I. Anus.
J. Ceinture propre à soutenir un urinal.

C'est à travers ce canal, qui atteint facilement par la distension 3 à 4 centimètres, que je puis faire passer la partie supérieure d'un urinal en caoutchouc vulcanisé.

Mieux qu'une description, la planche IVme fait voir les avantages du pont jeté sur la gouttière urétrale, pour fixer le collet de cet appareil qui entoure la poche vésicale, de manière à la recouvrir et à la protéger en avant; tandis que son entonnoir, embrassant la tumeur en arrière des uretères, reçoit toute l'urine dans sa cavité. Ce liquide traverse ensuite le collet de l'urinal, où est une soupape qui l'empêche de refluer en haut, et tombe dans le réservoir, où il peut s'accumuler et sortir à volonté par un robinet en ivoire qui est à sa partie inférieure.

Cet urinal, en caoutchouc vulcanisé, a été fait par M. le docteur Gariel, sur un modèle que je lui avais envoyé; il remplit parfaitement sa destination. Il est exactement maintenu par le canal que j'ai créé, et par des liens qui le fixent en haut à une ceinture. Depuis qu'il s'en sert, Méry peut porter des pantalons comme les autres hommes, et il n'exhale plus l'odeur d'urine comme avant l'opération.

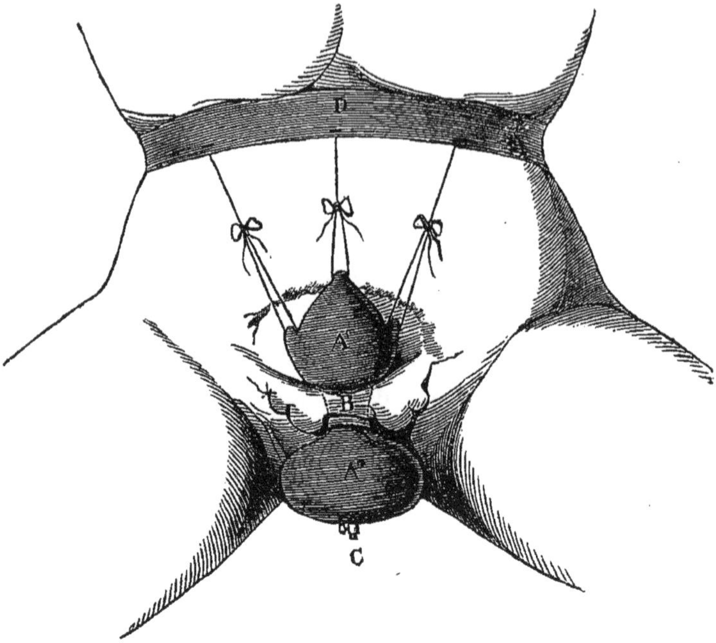

A'A''. Urinal en caoutchouc vulcanisé.

A'. Partie de l'urinal découpé en entonnoir pour recevoir l'urine en arrière, et protéger la tumeur vésicale en avant.

A''. Partie de l'urinal qui forme le réservoir.

B. Canal qui embrasse et maintient en place le collet de l'urinal.

C. Robinet en ivoire qui permet de vider à volonté l'urinal.

D. Ceinture soutenant en haut l'urinal déjà retenu en *B* par le canal établi par l'opération.

J'attache une assez grande importance à ce dernier résultat, pour le soumettre à l'appréciation des chirurgiens, et en faire une *méthode opératoire nouvelle* applicable aux deux sexes ; car, chez la femme, on pourra toujours tailler, aux dépens des grandes lèvres, un lambeau de peau suffisant pour former un canal propre à retenir un urinal, mieux que ne pourraient jamais le faire toutes les ressources des arts mécaniques.

Il me semble, d'un autre côté, que, malgré mon insuccès,

l'idée de créer une vessie cutanée ne devra pas être perdue pour l'art. D'autres chirurgiens, plus heureux, pourront réaliser mes conceptions, d'autant plus que je ne considère pas l'opération comme compromettante pour la vie du malade, et qu'elle aura secondairement les avantages que j'ai obtenus moi-même, à savoir : la création d'un canal propre à fixer un urinal, la guérison des hydrocèles et celle de la chute du rectum, quand ces complications existeront.

Méry est aujourd'hui au bagne de Brest. Dans les derniers temps de son séjour à Toulon, il a perdu, en le lavant à la mer, l'urinal de M. le docteur Garriel ; il n'en conserve plus qu'un très défectueux. J'aime à penser que les planches annexées à ce travail pourront servir à lui en procurer un plus convenable.

Ces planches laissent certainement à désirer pour l'exactitude de quelques détails ; mais ces imperfections légères n'empêchent pas de saisir l'idée et l'exécution des manœuvres opératoires ; je remercie donc MM. Plomb et Guillabert, chirurgiens de troisième classe de la marine, du concours qu'ils ont bien voulu me prêter pour compléter la publication de mon travail.

Paris. — Typographie Félix Maltested et Ce, rue des Deux-Portes-St-Sauveur, 22.

www.ingramcontent.com/pod-product-compliance
Ingram Content Group UK Ltd.
Pitfield, Milton Keynes, MK11 3LW, UK
UKHW032037260826
14628UKWH00007B/3023

9 782014 114195